DES

EAUX MINÉRALES,

CONSIDÉRÉES

Sous le rapport de la Législation,

DE LA SCIENCE ET DE L'HUMANITÉ.

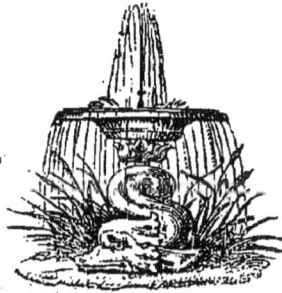

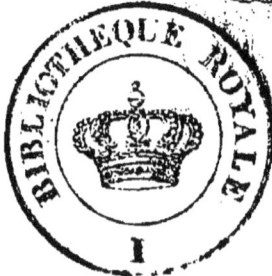

LYON.

IMPRIMERIE TYPOGRAPHIQUE ET LITHOGRAPHIQUE

DE LOUIS PERRIN,

Rue d'Amboise, 6, quartier des Célestins.

1839.

Le Docteur Goin,

MÉDECIN-INSPECTEUR DES EAUX MINÉRALES DE ST-ALBAN (LOIRE),

A Monsieur le Ministre du Commerce & des Travaux publics.

—◦◦◦—

MONSIEUR LE MINISTRE,

Le nombre des sources d'Eaux minérales, que l'on compte en France, se monte à plus de 300.

Une centaine peuvent être considérées comme importantes.

A l'exception de trois ou quatre, toutes sont mal tenues : les Établissements sont petits, mesquins, pauvres.

Nos connaissances sur les phénomènes physiques, chimiques & thérapeutiques qui appartiennent à l'hydrologie minérale sont incertaines, peu satisfaisantes.

Le nombre des malades qui se rendent aux Eaux, tous les ans, est d'au moins 150,000.

La moyenne de leur dépense peut être évaluée à 20,000,000 de fr.

Les Hôpitaux, qui existent près d'un petit nombre d'Établissements d'Eaux minérales, peuvent recevoir très peu de pauvres, à peine 2,000.

Et ne fût-ce que dans l'intérêt de l'hygiène publique, il devrait y avoir des places pour au moins 100,000.

Voilà des chiffres qui appellent l'attention des législateurs, des savants et des humanitaires : sous ce triple rapport, ils fixeront, sans aucun doute, celle de Votre Excellence, qui comprendra que la pauvreté de ces Établissements accuse les lois qui les régissent ;

Que nos connaissances équivoques sur les Eaux minérales condamnent la marche suivie jusqu'alors pour les étudier, & qu'enfin rien n'est plus important que ce qui est utile à l'humanité.

C'est ce que je crois avoir démontré dans le mémoire que j'ai l'honneur d'adresser à Votre Excellence.

Agréez, etc.

Goin.

DES

EAUX MINÉRALES,

considérées

Sous le rapport de la Législation,

DE LA SCIENCE ET DE L'HUMANITÉ.

⌘

L'Académie de Médecine, pour avancer l'étude difficile des Eaux minérales, a créé une Commission spéciale qui est chargée du soin de diriger, coordonner, interpréter les travaux relatifs à cette question immense sous le double rapport des sciences et de la médecine; si le zèle, si le savoir donnaient puissance nécessaire, sans aucun doute l'Académie aurait atteint son but, elle serait en possession de données positives sur les Eaux minérales, on saurait si le temps, le mouvement horaire du baromètre, les événements atmosphériques et terrestres font varier la chaleur, la quantité, la qualité de l'eau, celle des gaz et des principes minéralisateurs; on saurait aussi les effets qu'elles produisent dans tous les cas, dans tous les temps, dans tous les lieux.

Mais pour répondre seulement à ce programme bien court, quels sont les pouvoirs de la Commission? évidemment ils sont, ils ne peuvent être que ceux que lui confère la législation sur la matière : or cette législation est impuissante, inapplicable, et, malgré ses replâtrages, elle laisse impossible une étude importante, actuellement indispensable.

La décrépitude des réglements et ordonnances qui régissent les Eaux minérales, a depuis longtemps fixé l'attention du conseil d'État. En 1837, une loi nouvelle fut même jugée opportune : elle était difficile, on ne la présenta pas *très bonne;* les Chambres la trouvèrent mauvaise, elle fut rejetée. Mais comme en France une étude impossible doit être maintenant une impossibilité, il est à croire qu'une nouvelle législation ne se fera pas trop attendre; car l'ancienne, il me sera facile de le démontrer, n'est plus de mise en usage.

Considérée sous le triple rapport des droits de propriété, de la science et de l'humanité, la législation actuelle est arbitraire ou impuissante, inutile ou difficile, cruelle ou insignifiante. Je m'explique : une source d'Eau minérale est propriété de l'état ou propriété particulière; dans le premier cas, avec un simple réglement approprié à la situation de l'établissement, on peut faire que les difficultés disparaissent, que les embarras cessent : la raison d'utilité publique obvie à tous les inconvénients; mais sept sources seulement, sur plus de trois cents, ressortent de cette omnipotence; les autres appartiennent à des lois ou ordonnances particulières; il y est dit, il est vrai, que les Eaux minérales sont assimilées aux mines, mais les mines s'exploitent par concession, mais les droits du concessionnaire sont reconnus; un périmètre les circonscrit.

Le propriétaire d'une source, au contraire, doit compte de sa propriété au gouvernement, le gouvernement ne lui doit aucune immunité : ainsi il pourra exploiter si on le lui permet; il devra subir un médecin-inspecteur, le payer alors même qu'il n'en aurait pas besoin, et que souvent il aurait besoin de payer pour ne pas l'avoir.

Le développement de son établissement est-il nécessaire ? des courants d'eau nuisent-ils à ses sources ? le bénéfice de l'expropriation ne lui est jamais applicable : et bien que l'utilité publique ait des droits d'une grande élasticité, le voisin, s'il le veut, refusera tout arrangement, coupera, s'il le peut, les sources d'Eaux miné-

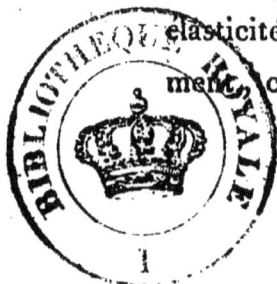

râles, ou les inondera d'eau commune, si la fantaisie lui en prend : viennent ensuite les impôts et les indigents. (Les modestes sources de St-Alban paient plus de 300 fr. annuellement, et le nombre des malades admis à prendre les Eaux gratuitement, chaque saison, se monte à plus de deux cents; tous sont porteurs de certificats d'indigence, de complaisance souvent). On voit donc que le propriétaire est de toute manière victime de l'arbitraire, de l'impuissance de la loi. D'un côté, il souffre l'impôt foncier, la charge de l'inspection et celle des indigents; de l'autre, il subit la dépendance de l'inspecteur et celle de ses voisins; de telle sorte qu'il ne lui manque aucun de ces éléments qui entravent la prospérité, ou la rendent impossible. Qu'on ne dise pas que tout cela est seulement vraisemblable; il est facile de s'en assurer, on le trouvera ordinairement vrai : d'ailleurs la misère dans laquelle sont plongés tous les établissements d'Eaux minérales, explique suffisamment le mérite des lois qui les régissent; et cependant plus de cent cinquante mille malades, année commune, se rendent aux Eaux, et la moyenne de leur dépense est d'au moins vingt millions; et les malades sont mal dans ces établissements, et leurs propriétaires sont pauvres.

Maintenant, disons ce qui résulte de cet état de choses, quand il s'agit de l'étude des Eaux minérales : par exemple, l'Académie doit désirer une Statistique complète des Eaux minérales de France, et probablement elle trouverait utile une réponse exacte au programme dont j'ai parlé; il lui faudrait peut-être plus, mais cela d'abord.

Pour l'obtenir, que sa Commission se mette à l'œuvre, qu'elle fasse augmenter de beaucoup le nombre des médecins-inspecteurs; qu'elle fasse écrire à tous, pour les rappeler à leurs devoirs, pour stimuler leur zèle; qu'elle leur fasse prodiguer des modèles de tableaux, des menaces, des encouragements : il n'en résultera rien, si ce n'est qu'on ne répondra pas, ou mal, à tous ses efforts; et il en sera toujours ainsi avec une telle législation.

Mais admettons que le zèle des médecins-inspecteurs dépasse toute prévision, qu'ils se mettent en demeure d'observer les phénomènes physiques, chimiques et thérapeutiques, qui se rattachent à leurs Eaux. Disons, pour ne pas entrer dans des détails scientifiques trop longs, que leurs observations auront pour but l'appréciation de la chaleur. L'immersion d'un thermomètre étant une opération facile, le résultat devra être positif, bientôt obtenu : j'en doute cependant. En premier lieu, nous avons vu que la propriété d'une source d'Eau minérale ressortait d'un droit particulier, quand le droit commun pouvait la protéger; et qu'elle rentrait dans le droit commun, quand celui-ci pouvait lui nuire. Or, il importe de constater la température d'une source, d'une manière absolue ou relative : eh bien! un courant d'Eau, que l'on ne pourra détourner, suffira pour que l'appréciation soit imparfaite, par conséquent inutile. Ajoutons qu'à défaut de cet inconvénient, il s'en trouverait un autre, celui de faire une opération avec des instruments qui ne donneraient pas des résultats exactement vrais pour tous les lieux, par cela même que ces instruments et les opérateurs qui en feraient usage auraient trop souvent des qualités différentes.

Que serait-ce donc, s'il s'agissait d'une opération chimique; opération pour laquelle non-seulement une habitude de manipulation de tous les jours n'est pas de trop, mais pour laquelle encore des réactifs des instruments parfaits sont indispensables?

Pour mon compte, moi, médecin-inspecteur, désireux, autant que qui que ce soit, de voir nos connaissances sur les Eaux minérales se débarrasser de l'empirisme, de l'incertitude, je confesse sans rougir mon incapacité, et me récuse.

Je dis plus : quand il sera question de la thérapeutique des Eaux minérales, ne me demandez pas tout ce que j'en sais; il pourrait peut-être m'arriver de ne pas dire toute la vérité, rien que la vérité. En effet, si je suis placé entre la nécessité de circonvenir le public et la crainte de nuire à mes intérêts, je trouverai probablement prudent de ne parler de mes Eaux que pour les malades, de n'être médecin que pour moi.

Toutefois, comme il n'est donné à aucune loi de combattre l'immoralité de conscience, ce que je viens de dire, ne servira qu'à expliquer la guérison de toutes les personnes qui font usage des Eaux minérales. (Voir les ouvrages des médecins-inspecteurs.)

Mais qu'importe, après tout, si avec cette législation les droits de propriété sont lésés, si ceux de la science ne sont pas satisfaits? L'humanité y trouve peut-être son compte? Pas davantage. La circulaire que j'ai adressée aux Maires de plusieurs départements, rendra inutile tout ce que je pourrais dire sur ce sujet. Cette circulaire, la voici :

« MONSIEUR LE MAIRE,

« Le grand nombre des pauvres qui viennent, chaque
« saison, aux Eaux de St-Alban, me donne à penser
« que vous vous faites illusion sur nos ressources;
« je dois donc vous faire observer que St-Alban est
« comme les neuf dixièmes des établissements d'Eaux

« minérales; c'est-à-dire, qu'il est privé d'hôpital, qu'il
« est propriété particulière, et qu'ainsi les secours qu'on
« accorde y sont rares, bien difficiles à obtenir : vingt
« pauvres suffisent pour les absorber et au delà. Or,
« jugez du sentiment que nous devons éprouver, lors-
« que, tous les ans, nous en recevons plus de deux
« cents : je défie la charité la plus robuste de ne pas
« faiblir contre une telle avalanche.

« Sans aucun doute, il n'y a point de médecine plus
« rationnelle que celle des Eaux minérales, pour com-
« battre chez ces nouveaux parias les plaies qui les
« épuisent, les dartres qui les rongent et les scrofules
« qui les dévorent. Malheureusement on ne se guérit
« pas sans manger; l'estomac s'ouvre à l'appétit, quand
« le cœur s'ouvre à l'espérance, et rien n'est mieux fait
« pour raviver ce sentiment que le mouvement, l'air
« pur, la douce stimulation des eaux minérales. Il faut
« peu, bien peu, me direz-vous, à ceux qui ont l'habi-
« tude de mourir lentement dans les douleurs, dans les
« privations; mais enfin ce qu'il faut à tous nous
« manque.

« Cette révélation est certainement horrible, elle fait
« naître des sentiments d'indignation contre notre
« siècle *qui fait tant le magnifique*, et qui en définitive
« est aussi impitoyable que les autres : cependant, des
« hôpitaux temporaires, créés près de chaque source

« minérale, seraient peu coûteux, satisferaient l'hu-
« manité, feraient croire au bonheur d'une époque qui
« les verrait établir. Cette époque, qui ne la désirerait
« avec moi, si, comme moi, on voyait, chaque année,
« s'entasser, dans les fenils, des plaies, des douleurs,
« la faim et des haillons !

« Nos fenils donc sont, quant à présent, le seul asile
« que nous pouvons offrir aux pauvres qui nous arri-
« vent par caravane, le pain d'une trentaine d'hôteliers
« et de logeurs compose toutes les ressources dont nous
    pouvons disposer ; encore en est-il plusieurs parmi
« eux qui en donnent, du pain, alors qu'ils auraient be-
« soin d'en recevoir. Dans cette fâcheuse occurrence,
« je me vois forcé, Monsieur le Maire, de vous recom-
« mander à mon tour notre détresse, puisque vous nous
« recommandez un si grand nombre de pauvres..... »

Avec cela, tout est dit sur l'étrangeté de cette loi
qui semble assurer aux pauvres malades une ressource
contre leurs souffrances, et qui ne leur accorde en
réalité qu'un intérêt insignifiant, quelquefois cruel.
Mais j'ai hâte de conclure ; il en est de certaines ques-
tions, comme de certaines pensées, on ne saurait s'en
débarrasser trop vite.

Je dis donc que, comme aux concessionnaires de
mines, un périmètre devrait être accordé aux propriétaires de sources minérales ; dans ce périmètre serait

applicable le droit d'expropriation sous bénéfice d'arbitrage. Les propriétaires, alors, créeraient des établissements, des embellissements, la sécurité serait pour eux, le bénéfice pour tous.

Je dis encore que tout propriétaire de sources minérales devrait payer un impôt relatif à la valeur présumée de son établissement, et il devrait être pourvu avec cet impôt aux frais que nécessiterait une étude bien entendue des Eaux minérales ; à l Académie devrait appartenir le droit de pourvoir à tout qui ce serait relatif à cette étude.

Je dis enfin que des hôpitaux temporaires devraient être créés près de toutes les sources principales ; ces hôpitaux, étant tout à la fois une question d'humanité et d'hygiène publique, devraient être aux frais du gouvernement et des départements.

Je ne sache pas que rien de tout cela ait besoin d'être justifié : n'est-il pas juste d'accorder une faveur à une propriété, par cela seul que l'intérêt du public y est attaché ? et l'impôt n'est-il pas naturel, puisqu'il tourne au bénéfice de l'imposé ? Cet impôt, fût-il onéreux, serait moins à charge que l'inspection qui est tyrannique en plus. Il est hors de doute que si le périmètre était donné aux propriétaires et la liberté de la médecine aux médecins, les établissements, les malades, la vérité, tout y gagnerait; au lieu de cabanons provisoires qui sont à la merci des fouilles et des inondations du voisin, il serait créé de beaux établissements qui répondraient aux besoins des malades et de la médecine; au lieu d'un médecin qui est de peu d'utilité près d'une source, un grand nombre s'y utiliseraient.

Quant aux hôpitaux temporaires, il existe, dans la seule pensée du bien qu'ils feraient, une réponse à tout ce qui pourrait les rendre impossibles.

D'ailleurs les criminels inspirent de la pitié; pour eux l'humanité est vigilante et même fanatique; il est trop juste que les malheureux, quand ils sont malades, ne restent pas sans ressources, autrement la pauvreté deviendrait le plus grand des crimes et la civilisation le plus grand des contre-sens.

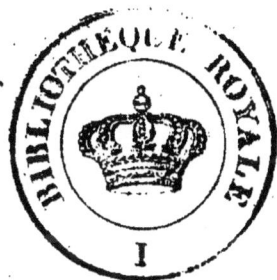

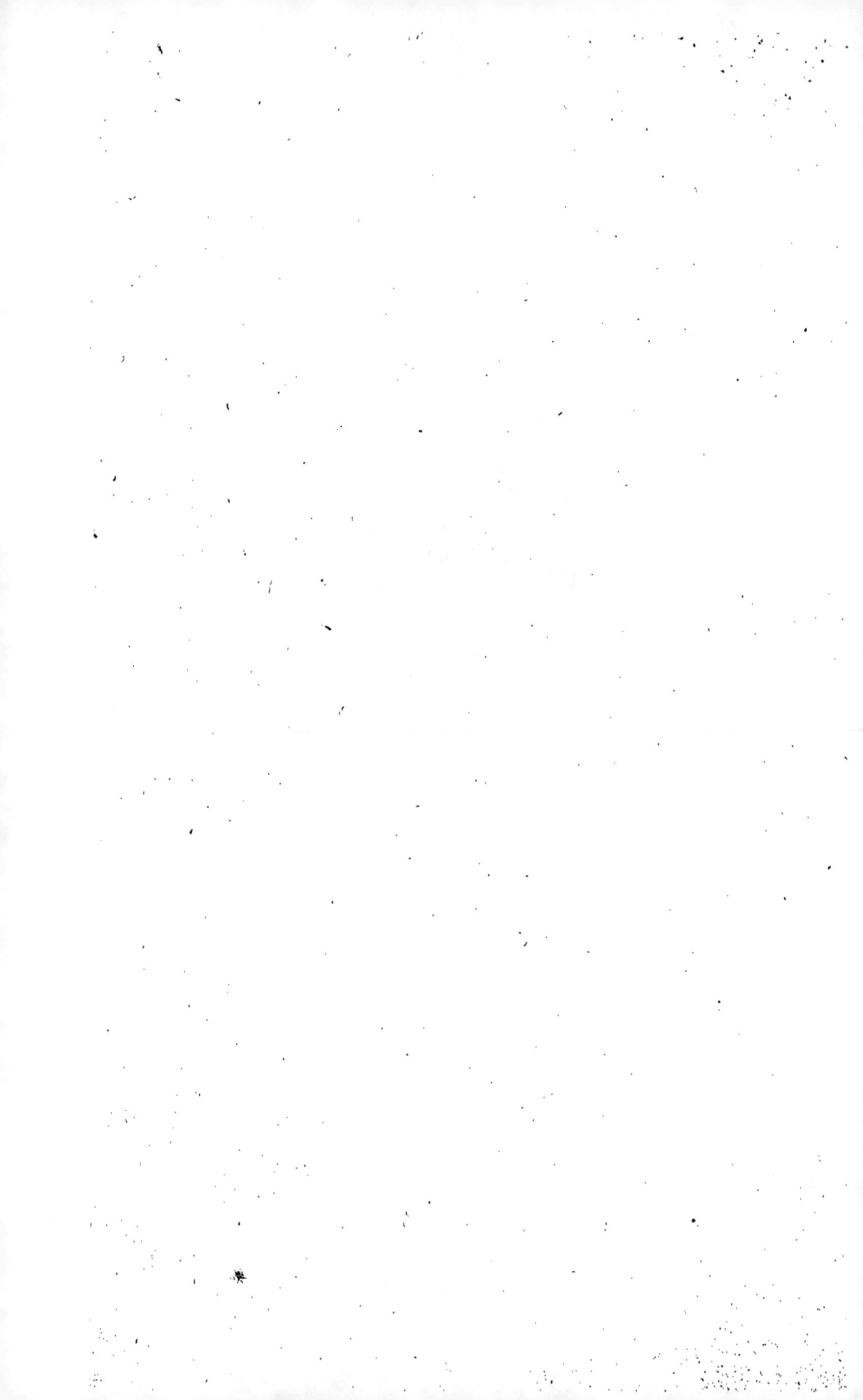

www.ingramcontent.com/pod-product-compliance
Lightning Source LLC
Chambersburg PA
CBHW050401210326
41520CB00020B/6404